MÉMOIRE

SUR UN NOUVEAU MOYEN

D'OBTURATION DES DENTS,

ET

SUR L'APPLICATION DE CE MOYEN DANS PLUSIEURS
AUTRES PARTIES DE L'ART DU DENTISTE;

PAR L. REGNART,

Membre de la Société Médico-Pratique, Docteur en
Médecine, et Chirurgien-Dentiste du 2.e Dispensaire.

A PARIS,

Chez { L'Auteur, rue Dauphine, N.º 32;
GABON, Libraire, place de l'Ecole de Médecine.

1818.

NOUVEAU MOYEN

POUR

L'OBTURATION DES DENTS.

L'observation prouve que le séjour prolongé des particules alimentaires ou des fluides de la bouche dans une cavité de la dent, quelle qu'elle soit, occasionne la destruction des parois de cette cavité, et par suite la perte de la dent.

On a donc senti que si l'on voulait conserver la dent dans cette circonstance, il fallait s'opposer au séjour des alimens, en bouchant avec une substance plus ou moins inaltérable, les cavités dont elle était creusée.

L'art emploie pour obtenir cet effet, la cire, divers mastics et plusieurs métaux. Ces derniers qui, sans contredit, présentent le plus d'avantages, sont employés sous une forme laminaire, et insérés dans la cavité avec un instrument qui les presse, les foule et les applique contre ses parois.

Mais les Dentistes savent qu'il est souvent très

difficile de remplir une cavité avec un métal sous la forme de lames; que lorsque l'opération dure un certain temps, la salive vient mouiller le métal, humecter la cavité, et par cela même rendre l'opération moins certaine; que même il est rare qu'on puisse l'appliquer contre les parois avec une telle exactitude, qu'il n'existe encore après l'opération quelques vides qui permettent aux alimens de s'y loger et de continuer la carie.

Ajoutez à cela que le métal est souvent, par sa position, exposé à de fréquens frottemens ou à une forte pression; qu'alors il se détache par couche ou en totalité, ou s'enfonce, et laisse ainsi une partie ou la totalité de la cavité exposée de nouveau à l'action des causes destructives de la dent.

Ces diverses considérations m'ont engagé à rechercher un moyen qui, en présentant les avantages des métaux laminés, serait en même temps exempt de leurs inconvéniens.

Je me servis d'abord de l'alliage de Darcet (1).

J'employais cet alliage sous la forme de petits grains; j'en remplissais la cavité dont je voulais faire l'obturation, après l'avoir disposé convenablement; puis je touchais ces grains avec un fou-

____

(1) Cet alliage se compose de huit parties de bismuth, cinq de plomb et trois d'étain; il est fusible à la chaleur de l'eau bouillante.

loir chauffé à 100 ou à 120 degrés du thermomètre centigrade. A l'instant du contact, le métal se
fondait et s'étendait dans la cavité; je le pressais
avec le fouloir au moment où il se congelait, afin
de rendre nul l'effet du retrait, et qu'il s'appli-
quât le plus exactement possible contre les parois
de la cavité.

L'état de fusion par lequel ce métal passait
pour remplir la cavité dentaire, la grande solidité
qu'il acquérait en se refroidissant, me faisaient
espérer les plus grands avantages de ce moyen, et
déjà je me félicitais de son emploi, lorsque je vis
venir à moi plusieurs personnes qui, dix mois,
un an auparavant, avaient eu les dents plombées
avec cet alliage, mais dont la carie continuait sur
les parties latérales de l'ouverture.

Rien ne me faisant présumer que la carie était
entretenue par une cause interne., je soupçonnai
que le métal ne s'appliquait pas avec exactitude
contre les parois de la cavité. Cette réflexion me
conduisit à faire quelques expériences, et le résultat fut que le métal, dans son état de fusion,
affectait constamment une forme sphérique; qu'en
prenant cette forme, il abandonnait les enfoncemens les plus reculés de la cavité et les parois
voisines de l'ouverture; que la congélation du métal se faisait avec une telle rapidité, que la pression exercée sur lui dans ce moment n'était ja-

mais assez prompte ou faite assez à propos, pour forcer le métal de s'appliquer contre les parois, en sorte qu'il devait exister fréquemment après l'opération, quelques vides qui permettaient aux alimens de s'y loger et de continuer la carie.

Il est vrai que je parai en partie à cet inconvénient en employant le métal en excès, et en me servant d'un plomboir, dont l'extrémité présentait un diamètre supérieur à celui de l'ouverture de la cavité à plomber. J'enlevais ensuite avec une rugine l'excédant du métal. Par ce moyen, les sinuosités voisines de l'orifice étaient bien remplies, mais celles situées plus profondément ne pouvaient l'être; il restait donc des craintes que la carie continuât, et d'ailleurs ce moyen ne pouvait pas toujours être employé.

Un autre inconvénient attaché à l'emploi de cet alliage, c'est celui d'une douleur assez vive occasionnée par le calorique cédé à la dent par le métal en fusion, douleur qui, quoiqu'instantanée et n'ayant jamais eu de suites fâcheuses, n'était pas toujours facilement supportée par les personnes.

Je fixai d'abord mon attention sur ce dernier inconvénient, et je cherchai à y remédier. Or, je savais que le mercure donnait aux métaux avec lesquels il s'alliait, une fusibilité plus grande; que cette fusibilité était en raison directe de celle de chacun de ces métaux en particulier. Je pensai donc que j'obtiendrais l'effet desiré en alliant le mercure au métal fusible de Darcet. Je fis en conséquence diverses expériences, et le résultat fut un amalgame dont les propriétés surpassèrent mes espérances.

En effet, cet amalgame, dans la proportion de dix parties de l'alliage de Darcet et d'une de mercure, est fusible à 68 degrés du thermomètre centigrade; il ne parvient à un état solide qu'à 55 degrés, et dans le passage, qui se fait lentement, de l'un à l'autre de ces degrés, il prend et conserve un état de mollesse que l'on peut comparer à celle du plâtre que l'on gâche, et qui est prêt à être appliqué; propriété précieuse qui permet à l'opérateur de le mouler dans la cavité dont il veut faire l'obturation, de lui en faire occuper les enfoncemens les plus reculés, et de remplir exactement la cavité jusqu'au niveau de son orifice.

Les propriétés de cet amalgame bien constatées, j'en fis l'application aussitôt que l'occasion s'en présenta. Je suivis avec exactitude les personnes sur lesquelles cette application avait été faite, et bien assuré par le temps qui s'était écoulé depuis l'opération, que ce moyen répondait parfaitement à mon attente, je m'en servis exclusivement depuis ce moment.

(6)

Voici la manière dont j'opère :

Je nettoie la carie, je la dessèche, je la prépare
enfin comme pour le plomber; j'y introduis ensuite un grain de ce métal, proportionné, pour le
volume, à la capacité de la carie. Je le touche
avec un instrument chauffé à 70 ou 75°, thermomètre centigrade, ou plutôt élevé à une température que ma main peut supporter pendant quelques secondes. Au moment du contact, l'amalgame se fond ou s'amollit. Dans ce dernier état,
je l'étends sur toute la cavité; je le presse sur
tous les sens, agissant sur lui comme le maçon
sur son plâtre, et je termine mon opération en
polissant avec un brunissoir, lorsque mon amalgame est descendu à la chaleur de la bouche.

Je vais passer en revue la série des avantages
que ce ciment métallique présente sur les métaux
laminés.

1.º Dans son état de fusion ou de mollesse, il se
moule sur la forme de la cavité beaucoup mieux
que ne peuvent le faire les métaux laminés.

2.º En s'insinuant dans les enfoncemens les
plus reculés, les plus déliés de la cavité, il con-
tracte avec ses parois des adhérences assez fortes
pour être retenu par elles dans des circonstances
où il est physiquement impossible que cette cavité retienne un métal laminé. C'est ainsi que je
suis parvenu à fixer ce métal dans des caries dont

l'orifice était plus évasé que le fond. Dans les cas difficiles, j'aide l'adhérence en pratiquant dans l'épaisseur des parois, deux rainures dirigées en sens opposé. Le métal ramolli se moule dans ces rainures, et les saillies qu'il y fait, le retiennent avec solidité contre les parois.

3.º Plus ferme que tous les métaux laminés, il supporte les plus grands efforts de pression sans s'affaisser. Il soutient mieux aussi les parois de la cavité et les met à l'abri de la fracture, accident qui arrive fréquemment lorsque les parois, réduites en quelque sorte à l'émail, ne sont soutenues que par un métal en lame.

4.º Avec ce métal, l'obturation se fait plus promptement et seulement à l'aide d'une pression légère, avantages précieux, parce que cette opération fatigue moins les personnes, parce qu'il est moins à craindre que la salive vienne contrarier l'opérateur; parce qu'enfin l'opération est moins douloureuse pour les caries dont les parois sont très-sensibles à la pression.

Cependant le second inconvénient, la douleur produite par le métal en fusion, n'est point entièrement détruit ; mais il existe dans un degré moindre ; il est même nul pour les caries peu étendues, et il est très-supportable pour celles qui sont considérables. Cette douleur varie tant pour la durée que pour l'intensité ; on conçoit

qu'elle doit être proportionnée à l'élévation de
la température de l'instrument qui opère la fusion. Il faut donc, pour rendre cette douleur la
plus légère possible, ne donner à cet instrument
que la température strictement nécessaire pour
opérer cette fusion : or, la grande habitude me
fait juger au toucher de ce degré; mais si je voulais agir avec plus de précision, je me servirais
d'un fouloir tout en argent et dont les extrémités
présenteraient la même disposition; c'est-à-dire,
seraient également propres à plomber. La partie moyenne de cet instrument serait garnie d'un
corps mauvais conducteur du calorique, tels que
le liége, le charbon. Je chaufferais l'une de ses
extrémités, tandis que je présenterais à l'autre
un fragment de mon amalgame. Le calorique, en
se communiquant rapidement de l'une à l'autre
extrémité, ramollira bientôt le métal. Aussitôt
que cet effet se fera apercevoir, je jugerai mon
instrument chauffé suffisamment, et je le porterai,
dans cet état, sur le métal inséré qui ne tardera
pas à se fondre, ou simplement à s'amollir, et, par
ce moyen, je ne communiquerai que la quantité
de calorique nécessaire pour remplir le but de mon
opération, et la douleur sera la plus légère possible.

Mais, je le répète, la douleur produite par
la chaleur de l'amalgame est légère; elle se pro-

longe rarement au-delà du refroidissement de celui-ci, et n'a jamais eu, du moins que je sache, de
suite fâcheuse.

Il est nécessaire que j'entre dans quelques dé-
tails, au sujet de son application, soit pour pré-
venir quelques objections qui pourraient m'être
faites, soit pour indiquer les moyens de surmonter les difficultés que présente cette application.

Lorsque cet amalgame est en fusion, il s'écou-
lerait hors de sa cavité, si l'ouverture de celle-ci
n'était pas horizontale et supérieure. Si donc,
cette ouverture n avait pas naturellement cette
position, il faudrait la lui donner par une inclinaison convenable de la tête : ainsi, on renver-
serait la tête en arrière, si la cavité qui doit être
bouchée était située sur la face antérieure des
incisives ou des canines, et on l'inclinerait à droite
ou à gauche, si ces cavités étaient placées sur la
face interne ou externe des molaires, etc.

Si, malgré la position convenable donnée à
l'ouverture de la carie, il était encore à craindre
que le métal en fusion ne s'écoulât sur les gencives,
sur la joue, etc., on empêcherait cet accident par un
morceau de gomme élastique taillé convenablement
et appliqué contre la gencive et contre la dent, de
manière à retenir le métal en place. Le doigt seul,
garni d'un dez de gomme élastique, suffit souvent
pour empêcher l'écoulement du métal.

D'après cet exposé , on voit que les caries qui s'ouvrent à la face triturante des molaires inférieures, sont les plus faciles à plomber ; qu'à l'aide d'une inclinaison convenable de la tête , on peut facilement aussi plomber les caries qui occupent les parties latérales des molaires , ou la face antérieure des incisives ou des canines ; qu'il est également facile de faire cette opération sur les caries des faces antérieures des molaires ou des parties latérales des incisives ou des canines, lorsque ces cavités ne sont pas en contact immédiat avec la dent voisine ; et la difficulté qui résulte de cette dernière disposition , peut le plus souvent disparaître par le limer.

Le plomber des caries qui s'ouvrent à la face triturante des molaires supérieures , semble présenter, au premier abord, de grands obstacles : il est difficile, en effet, de concevoir qu'on puisse faire tenir un métal en fusion dans une cavité dont l'ouverture est horizontale et inférieure ; mais ces difficultés existent plus en apparence qu'en réalité , et voici comment je les surmonte :

Je renversé la tête de manière à donner au plan de l'ouverture une direction à-peu-près verticale ; j'insère dans la cavité une quantité suffisante de métal pour la remplir complètement ; j'applique ensuite, sur son orifice, un tube de verre d'un diamètre supérieur à celui de l'ouverture de

la carie, et j'introduis dans ce tube un fouloir
en forme de piston, et chauffé convenablement.
L'amalgame entre en fusion par le contact du
fouloir, et celui-ci le force de remplir la cavité.
Le métal ne peut s'échapper au-dehors, parce
qu'il est retenu par le tube ; il ne peut non plus
glisser le long du tube, parce que le piston le
remplit complètement, et la cavité se trouve
bouchée avec exactitude et sans accident.

On pourrait souvent se dispenser de cet appa-
reil, le doigt seul, garni comme il est dit plus
haut, et placé convenablement, pouvant, dans
beaucoup de cas, s'opposer efficacement à l'écoulement du métal.

C'est par un semblable procédé que je plombe
les caries des racines de la mâchoire supérieure
Mais comme, ici, la forme conoïde de ces cavités
est extrêmement défavorable à la rétention du
métal, il est nécessaire de creuser dans la paroi
une rainure horisontale avec un instrument ap-
proprié. Le métal en fusion se moule dans cette
rainure, et la saillie qu'il y fait le retient avec
force.

Les caries situées à la face postérieure des molaires, présentent des difficultés bien plus réelles.
La position reculée de ces cavités, l'extrême rapprochement de la dent voisine, apportent, en
général, de grands obstacles au plomber de ces

caries. Il est donc nécessaire de les examiner plus en détail, et pour mettre plus de clarté dans l'exposition des moyens propres à surmonter ces difficultés, je distinguerai ces caries en celles qui sont libres, c'est-à-dire, dont la dent voisine et postérieure n'existe pas, et en celles qui sont masquées par cette même dent.

Dans ce dernier cas, la carie est-elle en contact immédiat avec la dent voisine? séparez préalablement ces dents avec la lime; nettoyez, desséchez la carie autant que vous le permettra la voie que vous vous êtes ouverte; insérez dans cet espace assez de métal pour le remplir presque complètement; touchez ensuite celui-ci avec un instrument élevé à une température convenable. Le métal entrera en fusion; il se moulera dans la cavité; pressez-le dans son état de mollesse, afin qu'il remplisse complètement celle-ci, et lorsque le métal est descendu à la chaleur de la bouche, emportez avec la lime la portion intermédiaire aux deux dents.

Vous vous opposerez à l'effusion du métal sur la langue, les joues, etc., et vous garantirez la gencive de son contact par un fil de plomb appliqué immédiatement contre cette dernière, et recourbé de manière à venir fermer, du côté interne, l'espace que l'on veut remplir de métal.

La position reculée de la carié vous met-elle

dans l'impossibilité de la séparer de la dent voisine ?
Si le rapprochement entre les dents est tel que
vous puissiez encore introduire, dans la carie,
une sonde, une rugine, ce qui a lieu fréquemment, vous pouvez plomber cette dent comme il
a été dit plus haut, sans être obligé de limer.
Après l'opération, vous enlevez le métal qui ex-
cède le niveau de la carie, avec une petite lime
triangulaire.

Si la carie est libre, c'est-à-dire, si aucune
dent ne se trouve immédiatement derrière elle ;
remplissez la cavité de métal ; maintenez celui-ci
appliqué dans la cavité, par une bandelette de
calepin dont les extrémités seraient ramenées en
devant et maintenues avec les doigts sur les parties latérales des dents voisines ; appliquez sur le
calepin, dans son point de contact avec le métal,
l'extrémité large et aplatie, ou légèrement con-
vexe d'un instrument fortement recourbé et chauffé
à un degré assez élevé. Le calorique, en traver-
sant le calepin, opérera la fusion du métal ; celui-
ci s'étendra dans la cavité, la remplira complètement, et votre dent sera plombée exactement
et sans accident.

S'il est vrai, comme il n'y a pas lieu d'en dou-
ter, que la plupart des douleurs dentaires sont
occasionnées et entretenues par le contact immédiat de l'air, des fluides de la bouche ou des ali-

mens, sur la pulpe d'une dent; que fréquemment ces douleurs ne reconnaissent uniquement que cette cause, et qu'on les fait cesser avec certitude en s'opposant à ce contact, le métal proposé peut rendre ici des services qu'aucun autre moyen ne rendra : puisque, mieux que tout autre, il remplira l'indication demandée ; et par lui on conservera une foule de dents que la douleur aurait fait ôter. Plusieurs faits de dents douloureuses, quoique plombées, et qui ont cessé de l'être lorsque la carie a été remplie avec mon amalgame, viennent à l'appui de cette opinion.

Enfin, pour ne rien omettre des services que peut rendre ce métal, j'observerai qu'on s'en servirait utilement pour faciliter l'extraction des racines creusées largement et profondément par la carie. Les parois de ces racines, trop faibles pour supporter les efforts qu'exige l'extraction, s'écrasent sous la pression de l'instrument qui les saisit; mais vous préviendrez cet accident en remplissant préalablement la carie avec mon amalgame. Les parois soutenues par ce métal, résistent alors efficacement à l'effort qu'exige l'extraction de ces racines. Deux fois je me suis servi de ce moyen avec succès.

Cet amalgame peut rendre des services importans dans le postiche. Je vais les passer rapidement en revue.

Ce métal devient extrêmement précieux pour les racines qui soutiennent des dents postiches à pivot. On sait que lorsque la carie s'étend dans ces sortes de racines, il est très-difficile d'y maintenir le pivot : on ne peut l'y assujettir que faiblement, et par des moyens qui blessent la pureté de l'haleine. Le métal, au contraire, remplissant la totalité de cette racine, s'oppose à l'introduction de toute substance étrangère. On le perce ensuite d'un canal qui reçoit le pivot de la dent postiche, et celle-ci a alors toute la solidité que l'on peut desirer. On pourrait même y souder le pivot : il suffirait d'établir quelques crans sur celui-ci, de le chauffer ensuite à la température de 70 degrés, et de l'introduire ainsi chauffé dans le canal percé pour le recevoir. Le métal se fond dans le voisinage du pivot; il en remplit les petits crans, et le retient solidement en se refroidissant.

Ce métal peut aussi servir à souder un pivot avec sa dent postiche, dans des cas où les autres moyens de faire tenir ensemble ces deux pièces, ne peuvent être employés.

On peut substituer avec avantage cet amalgame au plomb, dans toutes les circonstances où nous employons ce dernier métal; parce que cet alliage s'accommode mieux par la fusion, à la forme des cavités des dents ; parce que pouvant le rendre plus ferme par l'addition d'une quantité plus ou moins grande de l'alliage de Darcet, les pivots, vis, goupilles, qui pénètrent quelquefois ce métal, seraient moins susceptibles de se déranger.

Pour obtenir des modèles et des contre-modèles, cet alliage est encore très-précieux, parce qu'étant fondu, il a trop peu de chaleur pour altérer le moule en plâtre, même celui en cire ; parce que sa fermeté étant supérieure à celle du plomb, de l'étain, métaux dont nous nous servons assez ordinairement, il sera moins sujet à se déformer sous les coups du marteau.

Il serait nécessaire, pour ce dernier objet, de se servir de l'alliage pur de Darcet, sans aucune addition de mercure, et de donner aux modèles et contre-modèles une base large et épaisse.

Enfin, pour que mes confrères profitent des résultats de mon expérience, et l'humanité de tous les bienfaits qu'elle peut tirer de cette découverte, j'ajouterai que j'emploie cet amalgame avec des proportions variées de mercure. Généralement je m'en sers dans les proportions indiquées ci-dessus, c'est-à-dire, de dix parties du métal fusible de Darcet, et d'une de mercure ; l'amalgame qui en résulte m'ayant paru réunir toutes les conditions qu'exige le plus grand nombre des cas. Cependant je l'emploie aussi, le mercure n'entrant que pour un vingtième, et même pour un quarantième ; et quelquefois aussi je me sers de l'alliage pur de Darcet. J'emploie ces dernières proportions dans les cas suivans : 1.º Lorsque les personnes ont l'habitude d'user d'alimens très-chauds ou de fumer avec une pipe courte ;

2.º Lorsque le métal, par sa position, doit supporter de fortes pressions ou de fréquens frottemens, la cohésion des molécules étant d'autant plus forte, que le mercure entre dans l'alliage pour une moindre quantité ;

3.º Pour faciliter l'extraction d'une racine creusée largement et profondément par la carie ;

4.º Pour plomber en même temps deux dents voisines, cariées à-la-fois, et sur leurs faces respectives ;

5.º Pour plomber les racines dont le canal, aggrandi par la décomposition, doit recevoir le pivot d'une dent postiche ;

6.º Enfin, pour souder une dent postiche avec son pivot.

L'oxidation rapide du mercure par la salive, me faisait craindre l'action de cette humeur sur mon alliage ; mais le séjour de dix mois, un an, quinze mois de ce métal dans la bouche, sans autre altération qu'une couleur grise ou brune de sa surface, me rassura ; et je puis le présenter à la Société , comme un moyen précieux, supérieur à tous ceux connus jusqu'à ce jour, et qui peut rendre de grands services dans notre partie (1).

____

(1) Ce Mémoire a été lu à la Société Médico-Pratique, dans le cours du mois de Mai de cette année.

FIN.

IMPRIMERIE DE MIGNERET, RUE DU DRAGON, N.º 20.